Dr R. DUTEIL

Ancien Interne des Hôpitaux de Lyon,
Médecin Stagiaire au Val-de-Grâce.

De l'Incision simple

des

Collections appendiculaires suppurées

Accidents consécutifs

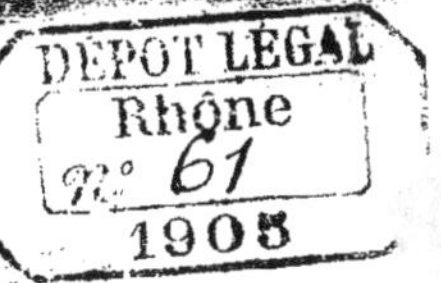

LYON. — IMP. A. REY

DE

L'INCISION SIMPLE

DES

COLLECTIONS APPENDICULAIRES SUPPURÉES

ACCIDENTS CONSÉCUTIFS

DE

L'INCISION SIMPLE

DES

COLLECTIONS APPENDICULAIRES SUPPURÉES

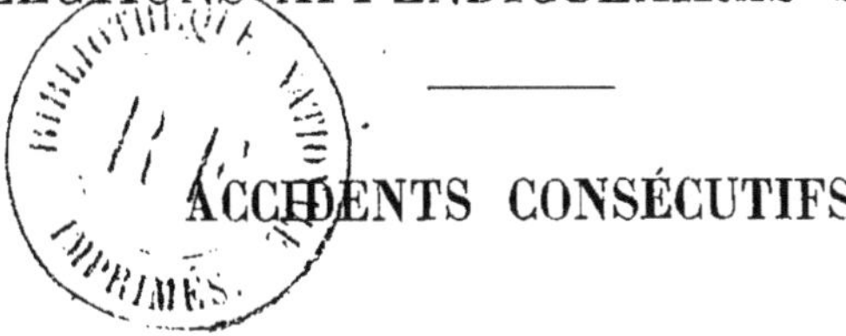

ACCIDENTS CONSÉCUTIFS

PAR

Le Dr René DUTEIL

Ancien Interne des Hôpitaux de Lyon,
Médecin stagiaire au Val-de-Grâce.

LYON

A. REY & Cie, IMPRIMEURS-ÉDITEURS DE L'UNIVERSITÉ

4, RUE GENTIL, 4

1905

A MON PÈRE

Officier d'Administration de 1re Classe,
Chevalier de la Légion d'honneur.

A MA MÈRE

*Je dédie ces quelques pages, faible témoignage
de ma très vive reconnaissance pour tout ce
qu'ils ont fait pour moi.*

A MON FRÈRE

Témoignage de ma profonde affection.

A MES PARENTS

A MES AMIS

INTRODUCTION

Il n'est peut-être pas de question qui ait autant sus-
cité l'intérêt des médecins et des chirurgiens que celle
du traitement de l'appendicite, et malgré les discussions nombreuses dont on retrouve les traces dans les
Bulletins de toutes les Sociétés savantes, on peut dire
encore aujourd'hui que l'accord est loin d'être fait, et
que si la nécessité de l'intervention est admise en prin-
cipe par tout le monde, nous voyons les divisions
s'opérer lorsqu'il s'agit de préciser le moment de cette
intervention.

Notre intention n'est pas de reprendre ici cette
question du traitement de l'appendicite : notre voix
n'est pas suffisamment autorisée pour s'élever dans ce
débat. Néanmoins, il nous a semblé que sur un point
au moins l'examen attentif des résultats obtenus et
leur discussion pouvait peut-être jeter un peu de
lumière : nous voulons parler de la conduite à tenir en
présence des abcès péritonéaux enkystés, d'origine
appendiculaire. En présence de tels abcès, dans
lesquels il y a du pus nettement isolé de la grande
cavité séreuse par des adhérences solides, alors que
l'intensité des phénomènes généraux ne permet pas

d'attendre que la lésion soit refroidie, tous les chirurgiens sont d'accord pour intervenir ; mais, alors que pour les uns le but de l'intervention est non pas l'évacuation du pus, mais la recherche et la résection de l'appendice, pour les autres, l'acte opératoire se bornera à donner issue au pus par une simple incision de la paroi. La raison de cette divergence d'opinion, c'est que les derniers estiment que l'appendice n'est plus dangereux, parce que très souvent il est détruit par la gangrène, tandis que les premiers pensent au contraire qu'il en persiste toujours une notable partie, capable, à brève échéance, de donner de nouveaux accidents infectieux qui compliqueront les suites opératoires, et même encore de créer dans l'avenir des complications parfois très graves.

Ce sont ces faits qu'il nous a paru intéressant d'étudier. Nous aurons donc en vue, dans notre travail, les accidents que l'on peut observer après l'incision simple des abcès appendiculaires, soit dans les suites opératoires, soit plus ou moins tardivement : dans ce dernier ordre d'idées, nous insisterons surtout sur les fistules et sur les récidives.

Pour ce qui a trait aux fistules, nous n'envisagerons que les fistules purulentes, laissant de côté les petites fistulettes stercorales que l'on peut observer dans les jours qui suivent l'incision simple, comme aussi, d'ailleurs, après l'appendicectomie ; elles sont le plus souvent passagères et se ferment spontanément, sans nécessiter aucune intervention. Nous éliminerons également toutes les fistules pyostercorales ; c'est-à-dire celles où la cavité de l'abcès qui se vide à l'extérieur communique d'autre part profondément avec une portion quelconque de l'intestin (grêle, cæcum, directement ou par l'intermédiaire de l'appendice non oblitéré) : elles ont été déjà l'objet d'intéressants travaux, et nous ne pourrions, sur ce point, faire que des redites.

Nous ne parlerons pas non plus de l'éventration envisagée comme complication tardive de l'appendicite opérée : elle se fait évidemment d'une façon beaucoup plus fréquente lorsqu'on intervient à chaud et qu'on se contente de drainer largement qu'après les interventions à froid dans lesquelles on peut, espérant une réunion par première intention, refaire avec soin la paroi par des sutures à étages. Mais, en somme, l'éventration est une complication banale de la non-réunion des parois, et elle n'est pas spéciale à l'opération de l'appendicite.

Nous retiendrons donc seulement comme accident éloigné la fistule purulente, complication en somme peu grave de la simple incision, mais qui est souvent si ennuyeuse, pour ne pas dire plus, qu'elle nécessite une nouvelle intervention.

Nous parlerons également des récidives observées plusieurs mois ou plusieurs années après l'incision des abcès, et nous essaierons de montrer la fréquence de ces accidents, surtout appréciable si on la compare à l'extrême rareté des complications éloignées après l'appendicectomie.

Le plan de notre travail sera donc le suivant :

CHAPITRE PREMIER. — *Historique.*

CHAPITRE II. — *Des complications immédiates ou tar-*

dives observées après l'incision simple des abcès appendiculaires.

Chapitre III. — *Traitement.*
Conclusions.

Mais, avant d'aborder notre sujet, nous considérons comme un devoir d'assurer de notre reconnaissance tous ceux qui, pendant la durée de nos études médicales, n'ont cessé de nous témoigner de l'intérêt et de nous apporter l'appui de leurs conseils et de leur expérience.

A l'École de médecine d'Amiens, où nous avons commencé nos études, nous avons contracté une grande dette de reconnaissance envers MM. les docteurs Moulonguet, Peugniez, dont nous avons été l'interne, et Pauchet : nous tenons à les remercier ici de la bienveillance qu'ils nous ont toujours témoignée, et à les assurer de l'impression profonde que leur enseignement a laissé sur leur élève.

Nous prions tous nos maîtres, dans les hôpitaux de Lyon, particulièrement MM. les Drs Gangolphe, M. Pollosson, Chatin et M. le professeur Poncet, dont nous avons eu l'honneur d'être l'interne, de croire à notre profonde gratitude pour l'accueil charmant qu'ils nous ont toujours réservé, et pour tous les conseils qu'ils ont sans cesse prodigué à notre inexpérience.

Nous tenons également à remercier respectueusement M. le médecin inspecteur général Claudot pour la haute bienveillance qu'il nous a toujours témoignée.

M. le médecin-major Ecot nous a toujours accueilli avec la plus grande bonté : il nous a bien souvent

guidé de ses conseils, et nous avons été particulièrement touché de l'affectueuse sollicitude qu'il nous a
témoignée dans des circonstances que nous n'oublie-
rons pas.

Nons garderons un souvenir charmant de nos rela-
tions avec MM. les médecins-major Boisson, Vialle,
professeur agrégé au Val-de-Grâce, et Lannes, et nous
tenons à les assurer de notre respectueuse gratitude.

M. le médecin-major Roussel a toujours bien voulu
s'intéresser à nous et nous témoigner la plus grande
bienveillance : qu'il veuille bien croire à notre vive
reconnaissance.

Enfin, nous assurerons de toute notre sympathie nos
camarades d'école et nos collègues d'internat, au milieu desquels nous avons passé des heures que nous
regretterons toujours.

DE

L'INCISION SIMPLE

DES

COLLECTIONS APPENDICULAIRES SUPPURÉES

ACCIDENTS CONSÉCUTIFS

CHAPITRE PREMIER

HISTORIQUE

Depuis que l'appendicite est entrée dans le domaine chirurgical, et que l'on a pu suivre quelque temps les opérés, les succès et les guérisons nombreuses obtenues par la simple ouverture des collections péri-appendiculaires enkystées avaient fait émettre des doutes à certains chirurgiens sur la nécessité de rechercher l'appendice et de l'enlever.

Mais à mesure que se répétaient aux Sociétés savantes les discussions sur ce sujet, les auteurs se faisaient de plus en plus nombreux, qui mentionnaient des complications éloignées, observées après cette manière de faire. En 1893, à la Société de chirurgie de Paris, Schwartz rapportait l'histoire d'un malade qui conserva pendant dix-huit mois une fistule à la suite de l'incision d'une collection appendiculaire. Tuffier, dans la même séance, en rapportait également un cas.

Et plus tard, Poirier, Richelot, Routier, Bouilly, Kümmel, Reynier viennent apporter des faits analogues. Guinard avoue que sur 25 malades il a dû intervenir secondairement 11 fois pour fistules ou pour récidives.

C'est en s'appuyant sur tous ces faits que Demoulin, dans une communication au Congrès de chirurgie de 1898, concluait : « Dans un certain nombre de cas, plus fréquents qu'on le pense généralement, l'appendice laissé en place, non gangrené dans sa totalité, ne s'élimine pas. Simplement perforé, et le plus souvent à son extrémité terminale, il ne se cicatrise pas, reste en communication avec le cæcum et devient la cause d'une fistule pyostercorale, presque toujours simplement purulente, dont l'origine n'est reconnue que par une intervention destinée à faire disparaître cette fistule.

« Je croyais, dit-il, cette complication extrêmement rare ; il m'a suffi d'en dire un mot à quelques collègues et de faire un peu de bibliographie pour me convaincre que ces fistules, entretenues par un appendice ulcéré, ne sont pas rares. »

Et pourtant, ces dernières années, les thèses de Coittier, à Paris, et d'Ollivier, à Lyon, cherchaient encore à montrer les bons résultats fournis par cette thérapeutique simple et sans dangers. Vignard, dans sa thèse, tout en admettant les conclusions de ces auteurs, était néanmoins plus réservé et rapportait des cas de récidive avec mort.

Actuellement, pourtant, il semble qu'un mouvement

très net se dessine en faveur de la résection systématique de l'appendice. De nombreux chirurgiens, émus
à juste titre par des accidents observés à une échéance
plus ou moins éloignée, se sont mis à rechercher l'appendice dans tous les cas, et presque toujours ils ont
pu mener à bien leurs recherches et pratiquer la résection.

Ce sont ces faits que nous allons maintenant étudier.

CHAPITRE II

COMPLICATIONS IMMÉDIATES OU TARDIVES DE L'INCISION SIMPLE DES ABCÈS

A. — ACCIDENTS IMMÉDIATS

Nous étudierons sous ce titre tous les accidents qui surviennent dans les suites opératoires immédiates : nous passerons assez vite sur ceux qui sont les plus connus, en insistant seulement sur quelques points particuliers.

Les suites opératoires immédiates de l'appendicite à chaud ne sont pas toujours exemptes d'incidents, et les complications qui peuvent survenir sont très variables comme fréquence suivant que l'on a ou non réséqué l'appendice. Nous chercherons plus loin à établir quelle est la proportion relative de ces différents accidents suivant l'intervention pratiquée : contentons-nous d'a bord de les décrire.

Péritonite généralisée. — Lorsqu'elle se produit, la péritonite généralisée survient habituellement le lendemain ou dans les premiers jours qui suivent l'intervention. On voit dans ces cas la température baisser rapidement, descendre même dans quelques cas au-dessous de la normale, tandis que le pouls reste toujours rapide, misérable, et cette discordance entre le pouls et la température comporte un pronostic d'une extrême gravité. Les vomissements continuent ou reparaissent s'ils avaient cessé, le ventre se ballonne, les traits se tirent, en un mot le tableau de la péritonite généralisée est complet en vingt-quatre ou quarante-huit heures, et le malade meurt malgré toutes les tentatives de drainage de sa plaie opératoire que l'on a pu essayer.

Cette complication si grave, est heureusement assez rare. Elle peut se voir après la résection de l'appendice comme après l'incision simple. Lorsque les accidents éclatent très rapidement, c'est alors moins l'intervention qu'il faut incriminer que le moment où elle a été faite ; la séreuse était déjà infectée dans sa totalité au moment où l'on est intervenu, et l'opération, quelle qu'elle ait été, n'a pu enrayer les accidents infectieux. Mais ces faits rentrent en somme dans la catégorie des interventions pour péritonite généralisée, et l'on connait bien la sévérité du pronostic en pareils cas.

Néanmoins l'infection généralisée peut être causée par l'intervention elle-même, lorsque le chirurgien, rencontrant de grandes difficultés à trouver l'appendice, continue malgré tout ses recherches, et fait pénétrer quelques gouttes de pus dans le péritoine sain. Mais ces faits sont en somme exceptionnels, comme nous le verrons plus loin, et l'on observe surtout cet accident après la simple incision des collections enkystées. Le plus souvent, la péritonite généralisée survient alors par rupture dans la grande séreuse d'une collection méconnue. Presque chaque fois, en effet, lorsqu'on re-

cherche systématiquement l'appendice, il arrive que
l'on ouvre de nouveaux abcès dont rien n'avait fait
soupçonner la présence. Que deviendront ces abcès si
on les laisse évoluer? Ils peuvent simplement prolon-
ger les suites opératoires et venir s'ouvrir d'une façon
plus ou moins tardive dans la plaie chirurgicale, s'ils
n'en sont pas trop éloignés, ou dans une portion quelconque de l'intestin : c'est là un mode de terminaison
favorable. Malheureusement, dans quelque cas, ils peuvent se rompre dans la grande cavité péritonéale et
créer ainsi l'infection généralisée.

En dehors de ces péritonites généralisées qui évoluent très rapidement, on peut encore observer après
l'incision simple une forme de septicémie sans locali-
sation aucune. L'ouverture de l'abcès n'amène pas la
sédation des phénomènes infectieux, et malgré l'évacuation de la cavité, malgré le drainage, l'état de l'o-
péré reste très grave, la température élevée, et le pouls
très rapide. Dans ces cas, il peut évidemment s'agir
d'un autre abcès dont l'évolution est parallèle au premier, et dont on a méconnu l'existence. Les faits de ce
genre sont nombreux, et c'est pour cette raison que
Reclus, qui n'est pourtant pas un partisan de la résection systématique, affirme « qu'il faut toujours cher-
« cher l'appendice, non pour l'enlever, mais pour
« trouver et ouvrir de nouveaux abcès qui, sans cela,
« passeraient inaperçus ».

Mais, chez d'autres malades, il s'agit en réalité d'une
véritable septicémie dont l'appendice est le foyer cau-
sal, et dont les effets ne cesseront que lorsqu'on aura
enlevé cet appendice. Nous n'irons certes pas aussi

loin que Delbet qui affirme que toujours, dans semblable affection « l'appendice est tout, l'abcès n'est rien », mais nous sommes obligé de reconnaître, qu'au moins dans quelques cas, on s'expose en laissant l'appendice, à voir continuer les accidents infectieux : nous n'en voulons pour preuve que les deux observations suivantes prises parmi tant d'autres analogues.

OBSERVATION I (inédite).
(Due à l'obligeance de M. le Dr Delore).

*Appendicite avec abcès abdomino-iliaque. — Incision
simple. — Continuation des accidents infectieux. —
Appendicectomie secondaire. — Guérison.*

Homme quarante-sept ans, vigoureux. Entre le 28 juin 1901 dans le service de M. le professeur Poncet. Rien de particulier à signaler dans ses antécédents : il n'a jamais eu de crise antérieure d'appendicite. L'affection actuelle a débuté il y a huit jours par des douleurs dans la fosse iliaque, des vomissements fréquents : rapidement est apparu un plastron induré dans la fosse iliaque droite.

A l'entrée : Gros plastron iliaque, bas situé, près de la symphyse. Douleurs très vives à la pression. Rien au toucher rectal.

La température est de 39°,5. Pouls à 120.

28 juin. — Incision verticale sur le bord externe du muscle grand droit. On donne issue à environ trois ou quatre cuillerées à bouche de pus épais, d'odeur infecte, dans lequel on trouve un calcul stercoral. Pas de recherche de l'appendice. Drainage.

A la suite de cette opération, les phénomènes généraux cessent un peu : la température descend à 38°,5 où elle se maintient ; la plaie suppure assez abondamment, il y a un peu de matières fécales dans le pus.

Subitement, le 17 juillet, la température remonte à 39°,5 et l'état général est plus mauvais. Le lendemain elle atteint 41 degrés, le pouls est presque incomptable ; le malade qui a transpiré abondamment a le corps couvert de sudamina. Sous anesthésie, on explore la cavité de l'abcès, après avoir un peu agrandi l'incision ; après quelques recherches, on trouve l'appendice qu'on résèque en totalité. Il est énorme, plus gros que l'index et long de 12 à 15 centimètres : les parois sont très épaissies.

L'état général est excessivement grave : on fait au malade une injection de sérum artificiel. Dès le lendemain, la température tombe à 38 degrés et devient normale trois jours après ; l'état général se relève rapidement.

Le malade part guéri le 20 août. Il a été revu depuis à plusieurs reprises. Santé parfaite. Pas d'éventration.

Ainsi, dans cette observation, l'infection a paru céder après la simple incision, mais elle n'a pas tardé à se manifester de nouveau par des symptômes de la plus haute gravité.

OBSERVATION II (résumée.)

(In thèse de Chapon, Paris, 1901.)

Appendicite aiguë. — Péritonite à grand foyer suppuré. — Trois opérations. — Guérison.

P... J..., cinquante-deux ans, instituteur. Le 16 juin 1900 au matin, subitement douleurs abdominales violentes, généralisées à tout le ventre, irradiant au creux épigastrique. Vers 2 h. 1/2 a un frisson violent, se couche ; vers 4 heures les douleurs se calment et le malade peut s'endormir.

17 juin. —Au matin, les douleurs reprennent, surtout

accusées au point de Mac Burney. Un médecin mandé diagnostique une appendicite.

A l'entrée à l'hôpital, vers 4 heures du soir, facies angoissé, ventre ballonné, douleurs dans tout l'abdomen réveillées par la moindre pression. Pouls à 115. Température 39°,8.

Opération par le chirurgien de garde. Incision dans le flanc droit. On trouve un abcès sous-cæcal avec un appendice rouge et tuméfié, long de 12 centimètres environ. On en résèque 4 à 5 centimètres et on fixe le moignon à la paroi, puis on capitonne l'abcès avec de la gaze et on referme.

Le lendemain état général très grave, température à 39 degrés, pouls petit, incomptable, langue sèche, ventre dur et douloureux. On fait sauter les fils et on remplace les mèches par des drains.

Le soir, le pouls s'est relevé à 110, la température est de 38°.

19 juin. — Pouls à 105, température 38°,7.

20 juin. — L'état général du malade ne s'améliore pas ; M. Poirier intervient à nouveau, recherche le moignon appendiculaire et le résèque après l'avoir lié, cautérisation de la surface de section. Large drainage.

Le soir, température 37°,6, le pouls est meilleur à 98.

Dès lors, la guérison est devenue rapidement certaine et le malade a quitté l'hôpital complètement guéri le 29 juillet.

Et les observations de ce genre ne sont pas rares : évidemment, dans des cas assez nombreux, l'incision simple amène rapidement la sédation des phénomènes infectieux, la température tombe progressivement, tandis que l'état général se relève, mais combien plus rapide et plus constante est cette amélioration après qu'on a enlevé l'appendice !

Voici donc une première catégorie d'accidents généraux tout à fait immédiats, qu'on peut observer après l'incision simple. Un peu plus tardivement, après que les symptômes infectieux ont nettement cédé sous l'influence de cette thérapeutique, on peut voir se faire une nouvelle poussée fébrile, et se développer des complications à distance, de l'existence desquelles il faut être prévenu pour mieux les dépister. Nous voulons parler des abcès secondaires, des suppurations à distance.

Suppurations à distance. — Les complications septiques auxquelles l'appendicite peut donner naissance sont nombreuses, et la plupart ont déjà été soigneusement étudiées, en particulier dans la thèse de Piard.

Les abcès peuvent se développer dans les points les plus variés de l'organisme : les plus fréquents sont intra ou sous-péritonéaux ; d'autres peuvent siéger dans la paroi abdominale ou dans des organes plus éloignés.

On les observe dans des conditions très différentes : tantôt dans les cas d'appendicite perforante aiguë, ils évoluent alors rapidement, en même temps que l'abcès local; tantôt au contraire dans les formes d'appendicites à rechutes, ou à marche lente, avec ou sans perforation de l'appendice et ils manifestent alors leur présence plus ou moins tardivement après l'évacuation du foyer local.

Lorsqu'ils siègent dans la cavité abdominale, ils sont généralement situés entre les anses grêles, à peu de distance du cæcum, ou en un point plus éloigné, petit bassin, fosse iliaque gauche, angle du côlon ascendant et du transverse (Jalaguier), sous le diaphragme (Siraud).

Le nombre et le volume de ces abcès est d'ailleurs très variable comme leur siège. Ils se présentent comme des foyers de péritonite enkystée, grâce à l'agglutination par des fausses membranes des organes entre lesquels ils se développent ; souvent une traînée de péritonite plastique les relie au foyer cæcal concomittant.

On peut également trouver des abcès dans le foie (Th. de Berthelin, Paris 1895) : ce sont surtout des abcès aréolaires, à cavité inégale, traversée par des travées de tissu hépatique altéré, en voie de désorganisation. Ils sont uniques ou multiples, mais dans ce dernier cas ils sont voisins et situés dans la zone de distribution d'un rameau porte. Très souvent ils sont accompagnés de pyléphlébite.

Croizat, dans sa thèse, et M. Dieulafoy, dans ses cliniques, ont bien décrit les complications pleurales qui peuvent survenir dans les appendicites à marche rapide avec péritonite généralisée, et qui succèdent alors à l'effraction dans la plèvre d'une collection péritonéale, par perforation du diaphragme. Mais, à côté de ces formes, il en est d'autres qui apparaissent plus tardivement, et qui sont alors des pleurésies par propagation.

Enfin, on a encore signalé des suppurations du poumon, des endocardites, des abcès cérébraux, des parotidites, mais ces faits sont plus rares.

Ces complications à distance sont l'expression d'une septicémie profonde dont le foyer infectieux appendi-

culaire est le point de départ et qui atteint l'organisme
soit par la voie sanguine, soit par la voie lymphatique.

Nous n'insisterons pas sur la symptomatologie de ces
abcès, excessivement variable, on le comprend, suivant
leur siège. Mentionnons seulement la gravité pronos-
tique qu'ils comportent, étant donné qu'ils témoignent
d'une infection profonde de tout l'organisme, dont le
foyer originel est sans cesse en évolution.

Phlébite. — L'apparition d'une phlébite du membre inférieur droit est chose assez rare après l'appendicite : néanmoins, lorsqu'elle existe, elle n'a rien qui
doive nous surprendre étant donné les rapports assez
intimes entre la veine iliaque interne et l'appendice,
et l'on comprend bien que les parois du vaisseau
puissent être intéressées par cette inflammation. Même
lorsqu'il n'y a pas encore de collection purulente de
formée, il peut se faire que les microorganismes traver-
sent les parois de l'appendice et arrivent au contact de
la veine qui réagit, d'où périphlébite, endophlébite et
thrombus.

C'est une complication extrêmement redoutable, car
étant donné la virulence habituelle des microbes en
jeu, le caillot veineux peut suppurer, et sa désagréga-
tion donner naissance à de la pyohémie.

Chez un malade de M. Quénu, on constata trois semaines après l'intervention, une phlébite de la veine
fémorale et l'on ouvrit dix jours après un abcès secondaire au niveau de l'arcade crurale. M. Jalaguier a noté
la phlébite chez deux de ses opérés. Béra dans sa thèse
en rapporte également plusieurs observations.

Nous terminerons ici cette description rapide des manifestations immédiates de l'infection : nous savons aujourd'hui quelle en est la cause, nous savons que l'inflammation de l'appendice est le fait primitif et que c'est à elle que sont imputables tous les accidents.

B. — ACCIDENTS ÉLOIGNÉS

I. — FISTULES PURULENTES

L'idée de rattacher à la persistance d'un moignon appendiculaire nécrosé, mais non complètement éliminé, les fistules que l'on peut observer après l'intervention pour appendicite, n'est pas nouvelle : déjà en 1890, Berger disait à la Société de Chirurgie de Paris : « Pour empêcher l'établissement d'une fistule pyostercorale, il faut chercher l'appendice et l'extirper, avec toute les précautions prises dans les opérations de ce genre. »

Nous avons vu en faisant l'historique de la question, par quelles phases avait évolué l'opinion des chirurgiens depuis cette époque, pensant d'abord, que cette complication était une extrême rareté, simplement intéressante à signaler, admettant plutôt ces dernières années que c'est un accident moins rare qu'on ne le pense, et que s'il n'a évidemment pas une gravité excessive *quoad vitam*, c'est un ennui toujours sérieux puisqu'il est capable de nécessiter une nouvelle laparotomie qui sera très délicate. Étudions en détail ces fistules.

Étiologie. — Diverses causes peuvent créer des fistules purulentes : nous les envisagerons successivement suivant que l'on a ou non réséqué l'appendice, nous réservant de montrer plus loin leur fréquence relative dans les deux cas. Si l'on a pratiqué la résection, les fistules, infiniment plus rares que dans le cas contraire, sont généralement dues à l'infection d'un des fils de suture. Très bénignes si l'on a tenté de réunir au moins partiellement la plaie, et qu'il s'agisse de la suppuration d'un fil profond, comme dans le cas rapporté par Weiss dans la *Revue de Chirurgie*, elles peuvent être beaucoup plus tenaces s'il s'agit de l'infection du fil que l'on a placé sur le moignon appendiculaire et que l'on a incomplètement enfoui. Ce fil se détache plus ou moins tardivement, et reste dans la cavité de l'abcès, jouant le rôle d'un corps étranger qui va entretenir la suppuration. En outre, si l'on n'a pas enfoui ou soigneusement cautérisé le moignon, il peut se faire qu'au moment de la chute du fil, la partie terminale du moignon soit incomplètement oblitérée: et nous allons trouver, au fond de notre abcès, une très minime portion d'appendice, mais dont la muqueuse infectée va devenir une source de suppuration. C'était le cas d'un malade de Rochard, mentionné par Demoulin dans sa communication au Congrès de Chirurgie de 1898 et dont nous rapportons ci-dessous l'observation : chez ce malade, l'appendice avait été incomplètement réséqué.

Observation III (résumée).
(Rochard, *in* thèse de Cochot.)

Destruction et oblitération imparfaite de l'appendice.
Fistule persistante. — Résection secondaire. — Guérison.

Domestique, âgée de trente ans, opérée d'urgence en 1896. Après l'évacuation d'une vaste collection purulente, l'appendice fut recherché, trouvé, mais se rompit, et ne put être enlevé qu'imparfaitement : la malade guérit, mais garda une fistule qui fut attribuée à un fil.

Revient à l'hôpital le 23 avril 1897, pour se faire débarrasser de sa fistule.

A l'examen au stylet, on trouva que ce dernier pénétrait de 8 ou 10 centimètres : on fit l'incision au niveau de la cicatrice en se guidant sur le stylet et, une fois le péritoine ouvert, on découvrit que c'était le moignon de l'appendice qui était venu se fixer à la paroi et que c'était dans l'intérieur du conduit appendiculaire que le stylet pénétrait. On dégagea ce qui restait d'appendice et on en réséqua environ 5 centimètres, après avoir placé une ligature à sa base, et taillé une manchette séreuse sous laquelle il fut enfoui. Guérison très rapide.

Si au contraire on a systématiquement, dans l'intervention que l'on a faite, négligé la recherche et la résection du vermis, les fistules sont beaucoup plus fréquentes, et leur cause toute naturelle, c'est la persistance de cet appendice.

Les partisans de la simple incision de l'abcès prétendent que sa recherche au cours de l'intervention est inutile parce qu'il va s'éliminer spontanément, détruit par le processus inflammatoire. C'est là le point déli-

cat de la question : évidemment, si l'appendice s'élimine spontanément, il est inutile et même dangereux
de se livrer à des recherches parfois un peu longues,
toujours assez délicates, pour l'enlever. Mais cette
élimination ne nous paraît pas prouvée, au contraire,
nous pensons qu'elle est l'exception, et que si dans
quelques cas une partie de l'appendice se détache, elle
est toujours très minime, et il en demeure une très
notable partie dans la cavité de l'abcès.

Une preuve de ce que nous avançons serait à notre
avis péremptoire, et devrait suffire à elle seule à
entraîner la conviction : c'est que dans tous les cas de
fistule purulente prolongée dans lesquels on est réin-
tervenu, on a toujours trouvé et réséqué l'appendice,
et que cette résection a toujours été suivie de guérison.

Et de même, lorsque pour faire une opération complète et éviter des récidives, on intervient à nouveau
quand la plaie est complètement cicatrisée, pourquoi
trouve-t-on l'appendice presque à tout coup ? Il ne
s'est donc pas éliminé par la suppuration.

Mais nous tenons à exposer tous les faits acquis au
sujet de la persistance de cet appendice.

Les lésions que l'on observe lorsqu'on résèque à
chaud cet appendice, baignant au milieu d'un abcès,
nous montrent bien que le processus gangrèneux est
toujours en somme limité : le plus souvent on trouve
une petite plaque de sphacèle située tout à fait à la
pointe, qui crée une perforation, mais qui ne détruit
qu'une minime portion du processus. Madranges,
dans sa thèse, fournit une statistique intéressante des
cas opérés par M. Villard : « Nos observations person-

nelles, dit-il, nous ont permis de contrôler les faits suivants : dans la presque totalité des cas (28 sur 3o) l'appendice est conservé à peu près entièrement. La gangrène totale est exceptionnelle, nous l'avons rencontrée deux fois seulement sur 3o observations et elle nécessite la perforation à la base. En général au contraire, et cela d'après nos résultats personnels, on trouve l'appendice avec les caractères suivants : épaississement considérable de la séreuse et de la sous-séreuse, une ou plusieurs perforations limitées, le plus souvent une perforation à la pointe, décapitant l'extrémité terminale, mais laissant toujours une grande partie de l'appendice. »

Et les statistiques fournies par les autres auteurs sont analogues à celle-ci : Mlle Gordon dans sa thèse a trouvé sur 46 cas examinés soit après des résections, soit aux autopsies, 36 fois des lésions perforantes, 4 fois des perforations multiples, et 5 fois seulement des amputations spontanées, dans lesquelles il persistait d'ailleurs, un moignon appendiculaire.

Matterstock sur 146 cas a rencontré 132 fois des perforations simples, uniques ou multiples, sans qu'il y ait gangrène totale de l'appendice.

Dans d'autres cas l'ulcération siège à la partie moyenne : le plus souvent elle n'intéresse pas toute la circonférence et n'entraîne pas la résection spontanée d'une portion de l'appendice. Néanmoins, on peut dans certains cas voir l'extrémité terminale se détacher et s'éliminer, mais souvent aussi l'organe a contracté des adhérences précoces avec les parois de la cavité, et lorsque se détachera son extrémité, celle ci va, nourrie par ces adhérences, continuer à vivre, tandis que persistera, au point où s'est faite la résection une ulcération sans tendance à la cicatrisation, qui va alimenter la suppuration.

Tous ces faits semblent donc bien prouver que l'appendice ne s'élimine en général pas par la suppuration, ou tout au moins qu'il en persiste la plus grande partie. Or cet appendice cesse-t-il d'être dangereux, même si comme le prétendent Letulle et Weinberg il subit après la crise un processus d'atrophie et d'oblitération, de telle sorte qu'il ne compte plus en tant que tissu vivant ? Pas du tout : la transformation fibreuse, lorsqu'elle existe (ce qui n'est pas absolument constant puisqu'on a trouvé des appendices très hypertrophiés et très vascularisés longtemps après des poussées aiguës) n'est le plus souvent que partielle, et c'est dans le tissu appendiculaire sclérosé que couve l'infection. Mlle Charlotte von Meyer a rapporté dans sa thèse faite sous l'inspiration de Roux des preuves nombreuses à l'appui de cette longue persistance des foyers microbiens, dans les débris appendiculaires : pourquoi le réveil de cette infection latente ne serait il pas possible ? Cette longue persistance de l'infection nous explique bien les rechutes parfois très tardives que l'on peut observer. Mais, est-il même besoin de cette notion d'infection latente pour penser que l'appendice atrophié et sclérosé peut jouer au fond de la cavité de l'abcès le rôle d'un vulgaire corps étranger et entretenir la suppuration.

Enfin, outre ce moignon appendiculaire, la suppuration peut encore être entretenue par un corps étranger situé au fond de la plaie, concrétion fécale, grain de plomb, pépin de fruits, etc.

Les fistules dûes à des calculs restés dans la cavité de l'abcès se rencontrent assez fréquemment: M. Pauchet d'Amiens, chez un certain nombre de malades porteurs de fistules, a trouvé plusieurs fois un ou deux calculs dans l'appendice. Elles durent jusqu'à l'expulsion de la cause qui les entretient. Parfois, ce calcul est expulsé au bout d'une dizaine de jours comme dans un cas de Demoulin rapporté par Cochot; d'autres fois, le calcul reste dans la profondeur et la plaie se rétrécit tout en restant par moment fistuleuse : enfin, la cicatrisation a pu même être complète comme dans un cas de Routier, et le calcul amène secondairement un abcès qui s'ouvre spontanément et qui laisse un trajet persistant jusqu'à ce que le corps étranger se soit éliminé ou qu'on l'ait enlevé.

Lorsque l'appendicite est de nature tuberculeuse, les fistules sont fréquentes, surtout lorsqu'on a laissé l'appendice: il se forme au fond de la cavité des masses fongueuses ulcérées, à la constitution desquelles participent aussi bien le cæcum et l'intestin grêle que l'appendice lui-même. Enfin, dans l'appendicite actinomycosique, « le cæcum, le péritoine, et les parois sont souvent pris avec l'appendice; il y a presque toujours formation de fistules multiples dont les unes occupent la cicatrice, les autres un point plus ou moins éloigné. Celles qui sont sur la cicatrice sont ordinairement profondes, les autres au contraire sont le plus souvent superficielles, et le stylet est arrêté dès qu'on essaie de pénétrer profondément. Le ramollissement et la fistulisation des points malades sont toujours précédés de l'apparition d'une tache violacée » (Hinglais).

Mais nous laisserons de côté ces deux variétés pathogéniques : on pourrait nous objecter que dans ces cas, il y a très suffisamment matière à fistule sans que l'on fasse intervenir l'appendice lui-même.

Nous pouvons donc retenir cette notion étiologique dont l'importance est capitale au point de vue thérapeutique: c'est que dans tous les cas de fistule persistante, l'appendice existe toujours au moins en partie au fond de la plaie, soit seul, soit avec un calcul dans sa cavité.

ANATOMIE PATHOLOGIQUE. — Nous devons au point de vue anatomo-pathologique considérer à la fistule trois parties différentes : un orifice cutané, un trajet, et une cavité profonde.

1° *Orifice cutané*. — Il siège sur la cicatrice opératoire, en un point quelconque, qui est généralement central, parce que c'est par là qu'on a drainé le plus longtemps. C'est une petite élevure rougeâtre, à peine saillante, avec un petit pertuis par où nous pourrons faire pénétrer un stylet : béante, si l'écoulement purulent est continu, et presque toujours alors entourée d'une zone érythémateuse, il peut arriver au contraire, si l'écoulement est minime ou intermittent, que la fistule se bouche pendant un temps plus ou moins long et se recouvre d'une petite croutelle capable de faire croire un moment à sa cicatrisation.

2° *Trajet*. — Le canal qui fait communiquer l'orifice cutané avec la poche profonde de l'abcès a générale-

ment un trajet assez simple : il est rectiligne, et le
stylet introduit dans la fistule s'enfonce directement
dans la cavité abdominale. Dans quelques cas il peut
être beaucoup plus complexe, et nous n'en voulons citer pour preuve que le cas que nous relatons plus loin
(obs. XII) où le trajet, après avoir filé directement en
bas dans la direction du pubis, perforait les insertions
inférieures des droits, plongeait dans une logette rétro-
pubienne remplie de fongosités inflammatoires, et re-
montait jusqu'au voisinage de l'appendice, le long de
la face postérieure des muscles.

La paroi du canal dont les dimensions sont généralement assez minimes, est tapissée par une membrane
molle, granuleuse, de coloration blafarde et très vas-
cularisée: elle a en somme une constitution tout à fait
analogue à celle de ces bourgeons charnus, atones,
que l'on observe sur les plaies qui ont suppuré longtemps, et dont on n'ignore pas la lenteur de cicatrisation.

Cette paroi par elle-même n'a donc pas de tendance
à s'accoler à celle qui lui fait face pour déterminer
ainsi la fermeture du trajet : pût-elle le faire, qu'elle en
serait empêchée par le passage à peu près continu du
pus que déverse constamment la cavité intra-abdomi-
nale.

3° *Cavité*. — C'est le foyer de l'abcès qui a été ouvert. Au point de vue de sa situation elle est toujours
intra-péritonéale, ainsi que l'ont démontré les recherches anatomiques de Trêves, de Truffier, de Fergusson.

Généralement petite dans le cas de fistule, puisqu'elle n'est que la cavité de l'abcès ancien, en partie

seulement cicatrisée, elle se présente sous forme d'une
sorte de petit clapier, dont les parois sont constituées
par des adhérences péritonéales très résistantes. Tantôt
à peu près plane et d'aspect granuleux, bourgeonnant,
si la cavité est déjà ancienne et bien détergée, tantôt
au contraire, elle est anfractueuse, avec des diverti-
cules, des brides sphacélées d'origine péritonéale ou
appendiculaire qui pendent dans son intérieur, elle est
en somme très régulière.

Et c'est là qu'on trouve le moignon appendiculaire
persistant, parfois libre et flottant, le plus souvent, au
contraire, dévié de sa direction normale, enchâssé au
milieu de la masse des adhérences, ce qui peut, au début,
faire croire à son absence, mais communiquant toujours directement par un point quelconque de ses parois
avec la cavité dans laquelle il vient même quelquefois
s'ouvrir, s'il est perforé.

Cette cavité contient généralement peu de liquide
séro-purulent ou franchement purulent, d'une fétidité
particulière, accompagné de gaz, de corps étrangers
d'origine appendiculaire, dans quelques cas même d'un
peu de matières fécales. Les microbes que l'on y ren-
contre le plus souvent sont le coli et le streptocoque :
on y trouve aussi fréquemment des anaérobies qui
seraient cause de la fétidité abominable du pus.

Dans quelques cas, le clapier peut être situé dans le
tissu cellulaire sous péritonéal : l'inflammation de
l'appendice ne s'est alors pas propagée dans le péritoine, mais a gagné de proche en proche le tissu cellulaire, entre les lames du méso. Ceci se voit surtout si
une poussée antérieure a créé des adhérences entre l'ap-

pendice et le péritoine pariétal, car alors la perforation
appendiculaire vient s'ouvrir directement dans le tissu
cellulaire sous-péritonéal : dans quelques cas plus
rares l'infection peut se faire sans qu'il y ait d'adhérences préalables, par voie lymphatique.

Nous n'insisterons pas sur la symptomatologie de ces
fistules. Contentons-nous de dire qu'elles peuvent ap-
paraître après l'opération, sans qu'il y ait eu à aucun
moment cicatrisation complète de la plaie, l'incision
s'est simplement rétrécie et il a persisté une fistulette.
Dans d'autres cas, la réunion complète a été obtenue,
et c'est seulement quelques mois après, alors que tous
les phénomènes inflammatoires avaient disparu qu'un
petit abcès est venu s'ouvrir en un point quelconque de
la cicatrice, et que la fistule s'est installée. Ces faits nous
montrent combien est trompeur ce calme qui suit l'o-
pération et combien le foyer sous-jacent est mal éteint :
nous rapportons ci-dessous une observation typique de
fistule tardive survenue dans ces conditions.

OBSERVATION IV

(Due à l'obligeance de M. le Dr Delore.)

Appendicite aiguë. — Incision de l'abcès. Fistule
appendiculaire. — Appendicectomie secondaire. — Guérison.

C..., treize ans, demeurant à Dracé (Rhône), a commencé
à souffrir il y a environ un mois, dans la fosse iliaque droite.
Dix jours après, le 27 juin 1903, il présenta tous les signes
d'une péritonite généralisée, d'origine appendiculaire, vomissements verdâtres, météorisme abdominal, pouls à 130,
température de 40°5, constipation opiniâtre. Ces accidents

s'amendèrent peu à peu. Le 17 juillet, l'abdomen n'offrait plus de météorisme, le pouls était à 90, l'état général bon, mais la température oscillait entre 38 et 39 degrés et l'on percevait très manifestement en arrière du muscle grand droit du côté droit, à quelques centimètres au-dessous de l'ombilic un plastron douloureux, qui paraissait d'ailleurs augmenter progressivement. Le toucher rectal était négatif.

M. Delore, en présence de cet abcès, pratique une incision au sommet de la tuméfaction : évacuation de deux verres à liqueur de pus, parsemé de fausses membranes, blanchâtres et situé immédiatement en arrière de la paroi abdominale. Le fond de la cavité est formé par des anses intestinales, adhérentes les unes aux autres, très solidement : on ne peut trouver ni le cæcum, ni l'appendice, malgré quelques recherches prudentes et l'opération est terminée par un drainage de la plaie.

Les suites opératoires furent simples, la température était normale trois jours après et l'enfant fut, au bout d'un mois, considéré comme définitivement guéri par son médecin. Mais, deux mois après, vers le 15 septembre, la cicatrice devint sensible, et donna bientôt issue à quelques gouttes de pus. Il s'établit ainsi une fistule purulente peu gênante jusqu'à la fin de novembre. Vers cette époque, elle devint l'origine d'accidents plus sérieux : c'est ainsi qu'à trois reprises, en décembre, puis en février et en mars 1904, la fosse iliaque s'indura, sous forme d'un plastron péritonéal, alors que l'enfant accusait de la céphalalgie, vomissait et que la température montait jusqu'à 39°5. Il était évident que l'appendice, toujours enflammé, jouait le rôle d'un corps étranger, dont l'ablation s'imposait.

L'enfant rentra, le 28 mars 1904, dans le service de M. le professeur Poncet. Par la fistule, s'écoulait un peu de pus ; autour de l'orifice, on sentait un peu d'induration, symptomatique d'une péritonite subaiguë de voisinage.

Ablation de l'appendice, le 29 mars, par M. Delore. Cet organe, du volume de l'index, est long de 12 centimètres, et recourbé sur lui-même, de telle sorte que ses deux moitiés sont accolées l'une à l'autre comme les canons d'un fusil. Il contient une boulette fécale. Près de la pointe, existe un rétrecissement très serré : l'extrémité libre est ainsi transformée en un kyste, dont l'aspect rappelle celui d'un battant de cloche.

Le moignon appendiculaire est enfoui après ligature et cautérisation, et la plaie est drainée.

Guérison rapide.

Actuellement, 1er janvier 1905, l'état général et local est parfait. Pas d'éventration. Cet enfant n'a plus présenté aucun accident abdominal.

II. RÉCIDIVES

Lorsqu'un malade a subi la résection totale de l'appendice, que ce soit à chaud ou à froid, il est bien évident qu'il ne peut plus avoir d'appendicite vraie : si par la suite il vient à présenter des accideents péritonéaux graves, ce ne sera certes pas l'appendice qui en sera cause. Nous parlons pour l'instant d'accidents péritonéaux graves, laissant de côté les phénomènes douloureux plus ou moins vagues que l'on peut observer après l'appendicectomie, qui sont même parfois accompagnés de troubles digestifs, et dont nous dirons un mot plus loin. Mais un malade chez lequel on s'est contenté d'inciser simplement l'abcès, de le drainer, et qui guérit, opératoirement parlant, chez lequel on a laissé l'appendice en place, confiant à la nature le soin de sa destruction, ne pourra-t-on par la suite assister à de nouvelles crises, en tout semblables à la première ?

Quelques chirurgiens, parmi les plus autorisés, esti-

timent que cette complication est d'une extrême rareté.
Reclus, disait en 1898, à la Société de chirurgie :
« L'extirpation du vermis n'est pas aussi nécessaire
qu'on le croit, je n'ai jamais eu de récidives. » Mais
il ajoutait néanmoins ce correctif à son opinion : « Je
sais cependant qu'il en existe. » Mais à côté de cette
voix, dans la même séance, s'en élevaient d'autres,
nombreuses qui, toutes rapportaient des récidives. Bazy
en citait un cas ; Quénu également 1 sur 35 opérés ;
Schwartz avait une récidive sur 40 opérés. Gérard-Mar-
chant racontait l'histoire d'un de ses opérés qui, atteint
de crises d'appendicites méconnues, en 1887 et en 1891,
fut pris en 1892 d'une troisième rechute avec formation de pus dans la région rénale ; cet abcès fut ouvert
et drainé, ce qui n'empêcha pas une quatrième récidive
en 1894.

Reynier avait vu 5 récidives sur 79 cas, Walther en
citait 12 et Brun disait quelque temps après : « Je
puis vous citer dans ma pratique personnelle trois
exemples d'enfants qui, opérés dans ces mêmes conditions (abcès), ont dû plus tard subir l'appendicectomie),
deux pour des fistules persistantes, un pour réappari-
tion de phénomènes inquiétants. Je crois la recherche
de l'appendice utile et je la pratique toujours lorsque
je suis appelé à intervenir dans les premiers jours qui
suivent la formation de l'abcès. Je n'ai, à la suite de
cette pratique jamais observé d'accidents, en particulier je n'ai jamais vu se produire l'inoculation du péritoine redoutée de plusieurs de mes collègues. Il est
des cas toutefois où je limite mon intervention à la
seule ouverture du foyer purulent : c'est lorsque je me

trouve tardivement en présence d'appendicite à forme
lente, à marche insidieuse, où je me sais exposé à
rencontrer de petits foyers multiples, isolés, limités
par des anses grêles ramollies. Je m'abstiens dans ce
cas de toute recherche de l'appendice, craignant alors
moins l'infection généralisée du péritoine que les rup-
tures intestinales et les fistules pyostercorales consécu-
tives. »

Nous possédons nous-même une belle observation
de récidives.

OBSERVATION V (inédite).
(Due à l'obligeance de M. le Dr Delore.)

*Appendicite suppurée. — Simple incision. — Trois
récidives. — Appendicectomie secondaire. — Guérison.*

Jeune fille de dix-huit ans demeurant à Bonant (Rhône).
Entre dans le service de M. le professeur Poncet, le 5 juillet 1902.

Rien de particulier à signaler dans ses antécédents.

Depuis un an, elle a eu à deux reprises des poussées
d'appendicite qui ont assez rapidement guéri sous l'influence
d'un traitement médical.

Il y a environ huit jours est survenue une nouvelle poussée : de suite, il y eut des signes de péritonite, vomissements verdâtres, pouls rapide, ventre ballonné, température 39°,3, et un plastron induré se forma assez rapidement.

A l'entrée : le ventre est douloureux partout, mais surtout très dur dans la fosse iliaque où la pression détermine
une violente douleur : on sent un plastron situé un peu en
dehors, du côté de l'épine iliaque antéro-supérieure. La
température est de 39 degrés.

Incision de Roux. On trouve dès qu'on arrive à l'aponévrose du grand oblique de l'infiltration œdémateuse de tous les plans. Evacuation de 250 grammes de pus horriblement fétide contenu dans une cavité située au contact de la paroi abdominale et du *fascia iliaca*. L'abcès, en fer à cheval, embrasse le cæcum dans sa concavité, entre son prolongement antérieur et son prolongement lombaire.

On ne fait pas de recherche de l'appendice.

Les suites opératoires furent assez simples : la température tomba progressivement en six jours, la plaie se ferma rapidement et le 8 août la malade partit complètement guérie.

Elle revient le 10 septembre suivant. On trouve un peu de rougeur au niveau de la cicatrice et l'on sent au-dessous un plastron induré. La malade a un peu de fièvre (38°,1). Le lendemain, la cicatrice est devenue plus rouge et fluctuante; dans la soirée, au moment où l'on allait inciser, l'abcès s'ouvre seul et l'on se contente de placer un drain. Cette fois encore la suppuration se tarit assez vite et la malade partit chez elle assez rapidement.

9 octobre. — Elle revient à nouveau dans le service, très amaigrie avec des phénomènes de septicémie. La fosse iliaque paraît souple, bien que l'orifice d'ouverture du dernier abcès ne soit pas encore complètement fermé; mais on trouve dans la fosse iliaque gauche une énorme collection qui descend dans le petit bassin et qu'on sent nettement au toucher vaginal. On l'ouvre par une laparotomie sous-péritonéale gauche.

Les suites opératoires furent bonnes et la guérison de la plaie se faisait normalement, tandis que l'apyrexie était complète, lorsque le 15 novembre la température s'éleva brusquement à 40 degrés pour osciller les jours suivants entre 39 et 40 degrés, sans que rien aux poumons ni dans les autres organes pût expliquer cette ascension thermique ; le ventre était peu ballonné, mais légèrement douloureux dans le flanc droit. En présence de ces accidents infectieux, le 19 novembre, on se décida à pratiquer l'ap-

pendicectomie en pleine poussée fébrile. On fit une laparotomie iliaque large avec débridements latéraux. On tomba
sur une masse d'adhérences englobant l'épiploon, le cæcum
et des anses grêles, au milieu de laquelle la recherche de
l'appendice paraissait au premier abord impossible. Il fallut
décoller progressivement tout ce paquet adhérent à la paroi
de la fosse iliaque pour se rendre compte de la situation
du vermis que l'on aperçut après avoir complètement
retourné le cæcum en haut et avoir mis la malade en position de Trendelenbourg. Résection de cet appendice qui
contenait un peu de pus et une boulette fécale ; réintégra-
tion des anses intestinales, gros drainage de la fosse iliaque.
Sérum artificiel.

Après cette intervention qui paraissait devoir être fatale,
on vit les accidents infectieux cesser en quelques jours et la
guérison survenir d'une façon très rapide. La malade a été
revue plusieurs fois depuis cette époque. Elle est en parfaite santé.

Il nous paraît suffisant de citer ces quelques faits
pour convaincre de la réalité des récidives. Nous avons
montré plus haut que, en règle générale, l'appendice
ne s'éliminait pas dans un foyer ouvert, et qu'il en restait toujours une très notable partie ; nous avons vu
également que dans cet appendice persistant il restait
des foyers microbiens incomplètement éteints. Pourquoi, sans entrer dans aucun détail de pathogénie,
les mêmes accidents ne pourraient-ils *a priori* se repro-
duire un jour ou l'autre ?

La symptomatologie de cette nouvelle attaque est
essentiellement variable et n'a pas forcément de rapports avec la première crise. Ce serait une erreur de
croire que, puisque le péritoine est protégé par des

adhérences, reliquat de la crise antérieure, le malade sera moins en danger. Il n'en est absolument rien, les récidives peuvent être beaucoup plus graves que les attaques qui les ont précédées et l'on peut voir s'installer d'emblée une péritonite généralisée qui emporte le malade en vingt-quatre ou trente-six heures.

Nous pensons donc qu'il faut compter toujours avec ces accidents lorsqu'on n'a pas enlevé l'appendice. Les partisans de l'incision simple se retranchent, il est vrai, derrière des cas de guérison remontant à deux, trois et même quatre ans ; nous ne tiendrons pas ces faits pour absolus, car on voit des récidives survenir après une période de calme beaucoup plus considérable : Walther en a rapporté une après huit ans à la Société de chirurgie.

Si nous cherchons maintenant à établir la fréquence de ces divers accidents éloignés, fistules ou récidives, nous sommes surpris qu'ils puissent même être encore discutés. Guinard donne 40 pour 100 des cas de sa pratique où il a dû intervenir secondairement pour fistule ou récidive. La statistique de Coittier donne 4 fistules sur 37 cas soit 1/9. Béra, dans sa thèse, fournit la statistique des cas traités par incision simple par le Dr Pauchet, (d'Amiens): sur 19 cas il y a 2 récidives et 2 fistules purulentes, soit 20 pour 100.

M. Delore (de Lyon), sur 17 malades opérés à la clinique de M. le professeur Poncet par incision simple a observé six fistules ou récidives, soit environ 1/3.

Ces chiffres sont assez éloquents pour qu'il soit inutile d'insister, surtout lorsqu'on leur oppose les résultats obtenus par la résection précoce de l'appendice dans les cas d'abcès. M. Villard (de Lyon), sur trente cas d'appendicectomie rapportés dans la thèse de Madranges n'a jamais vu d'accidents éloignés.

M. Vallas, sur seize cas d'appendicectomie à chaud relatés dans la thèse de Vuillemot, n'a pas un accident à noter.

A la clinique de M. le professeur Poncet, on a, ces deux dernières années, tenté toujours la résection lorsqu'on intervenait pour des abcès : dans presque tous les cas on a pu la pratiquer et, chez onze malades ainsi opérés, on n'a jamais noté ni fistule ni récidive.

Il nous reste maintenant à dire quelques mots de certains accidents peu graves en général, que l'on peut observer après l'opération de l'appendicite. Dans la séance de la Société de chirurgie du 9 décembre 1896, M. Quénu faisait remarquer que ce qu'on appelait cliniquement des rechutes, devait répondre à des processus et à des lésions bien différentes. Ces cas sont du reste bien connus aujourd'hui ; ils se distinguent de l'appendicite vraie et de la péritonite localisée avec accidents réflexes par l'absence de douleurs bien limitées de la fosse iliaque, l'absence d'empâtement de cette région et d'accidents fébriles. Ce sont le plus souvent de simples phénomènes douloureux que l'on peut attribuer à des adhérences, ou bien il s'agit dans quelques cas d'accidents beaucoup plus graves d'occlusion intestinale soit par suite d'une épiploïte de voisinage provoquée par l'inflammation chronique de

l'appendice, et qui, petit à petit, finit par occasionner
un étranglement de l'intestin, soit du fait de l'appendice lui-même, qui peut s'enrouler autour du cæcum
ou d'une anse grêle. A un degré moindre, on peut
observer quelques troubles d'obstruction légère, chronique, et qui sont dus à des adhérences qui fixent et
immobilisent l'anse iléo-cæcale.

Nous nous contenterons de signaler simplement ces
faits qui ont été bien étudiés en particulier dans les
thèses de Levret et de Goursolas. D'ailleurs, fait impor-
tant à signaler, ces accidents ne s'observent jamais
lorsqu'on a observé l'appendice; à peine trouve-t-on
quelquefois, surtout chez des femmes, quelques phénomènes douloureux plus ou moins vagues, mais
qu'on peut aussi bien expliquer par d'autres causes,
par des troubles gastriques ou des lésions annexielles
par exemple. Le D' Vuillemot, dans sa thèse inspirée
par M. le professeur agrégé Vallas, rapporte les observations de soixante malades chez qui l'appendicectomie
fut pratiquée soit à chaud soit à froid. Sur ce nombre,
quarante-six n'ont jamais ressenti la moindre douleur
abdominale depuis leur opération ; chez quatorze seulement on a noté quelques phénomènes douloureux du
côté du foie ou de l'estomac, mais en somme assez peu
marqués.

Le seul traitement rationnel de ces accidents,
disons-le tout de suite pour ne plus y revenir, est la
libération des adhérences, au besoin leur excision,
avec mobilisation de l'anse iléo-cæcale dont les parties
reprennent leur position et leurs fonctions primitives.
Les bons résultats obtenus sont à rapprocher de ceux

que donne la libération de la vésicule biliaire dans les cas de péricholécystite. De même, en gynécologie, les succès de cette méthode thérapeutique simple ne se comptent plus.

CHAPITRE III

TRAITEMENT

Le traitement des fistules purulentes d'origine appendiculaire doit être avant tout un traitement radical.
Néanmoins, nous devons, avant de l'exposer, men-
tionner quelques moyens thérapeutiques simples que
l'on peut toujours essayer.

Nous conseillons avant tout de faire pratiquer
l'examen bactériologique du pus qui peut nous être
d'une certaine utilité dans les cas de tuberculose ou
d'actinomycose.

Si la fistule n'est ni tuberculeuse ni actinomycosique, on peut, avant de se décider pour l'intervention
sanglante, essayer de la supprimer par des moyens
mécaniques. On a préconisé de rapprocher par com-
pression les deux bords de l'orifice cutané ; on peut
également essayer de cautériser le trajet, après l'avoir
curetté, par des injections de teinture d'iode, de chlo-
rure de zinc, ou l'introduction de crayons d'iodoforme.
Lorsque la persistance du trajet n'est pas encore trop
ancienne, et qu'elle est dûe simplement à un peu
d'infection des parois, la guérison peut survenir ; de
même, d'ailleurs, la dilatation avec une pince ou avec
une tige de laminaire donnera, dans quelques cas,

d'excellents résultats si la fistule est entretenue par un corps étranger dont on provoquera ainsi l'élimination.

Mais, il ne faut pas se dissimuler que ces moyens sont très infidèles ; ils pourront réussir dans quelques fistules récentes, mais, le plus souvent, ils seront sans effet.

Nous ne nous arrêterons pas plus longtemps à décrire ces différents procédés thérapeutiques : ce ne sont, en somme, que des méthodes détournées, visant l'effet et la cause, et l'on conçoit bien que dans de nombreux cas elles ne réussissent pas. Nous avons vu plus haut que ces fistules purulentes étaient dûes à ce qu'il persistait, dans la cavité de l'abcès, une portion de l'appendice gangrené qui ne s'était pas éliminée, ou bien un moignon de l'appendice réséqué, mais que l'on avait lié trop loin de sa base ou qu'on n'avait pas suffisamment enfoui. Le seul traitement logique devra donc avoir pour but l'ablation de ce moignon appendiculaire, et c'est de l'appendicectomie que nous voulons maintenant parler.

Mais, avant de parler de cette appendicectomie secondaire, il nous paraît logique de nous demander s'il n'existe pas un moyen d'éviter ces fistules au lieu de les guérir, en un mot, si au lieu d'attendre l'apparition des accidents secondaires pour réséquer l'appendice, on n'en mettrait pas le malade à l'abri en pratiquant d'emblée, lors de la première intervention, la résection systématique du processus vermiforme.

Pour répondre à cette question, il nous faut, au préalable, envisager les divers arguments émis pour ou contre : nous les résumerons d'une façon aussi

brève que possible, ces faits ayant été déjà bien des
fois étudiés.

On peut classer sous deux chefs les objections présentées par les chirurgiens qui ne sont pas partisans
de la résection systématique de l'appendice : la recherche, disent-ils en est inutile et, de plus, elle est dangereuse.

Elle est inutile, parce qu'une fois le foyer incisé
et bien drainé, l'appendice gangrené va s'éliminer
spontanément, ou bien subir l'atrophie, en un mot disparaître complètement en tant que tissu vivant. Nous
avons vu plus haut ce qu'il faut penser de cette élimination spontanée : nous avons vu qu'elle est excessivement rare, et que la règle c'est au contraire la persistance d'une grande partie sinon de la totalité de
l'appendice. Tous les accidents ultérieurs lui sont
imputables.

En outre, elle est dangereuse parce que dans le
cours des manœuvres de recherche on s'expose à dé-
truire les adhérences protectrices qui circonscrivent le
foyer et à disséminer par les doigts souillés de pus des
germes infectieux dans le péritoine sain, créant ainsi
une péritonite généralisée. Outre cette complication, à
peu près fatalement mortelle, un des moindres dangers
de ces recherches serait la perforation de la paroi du
cæcum rendue friable par le processus infectieux d'où
création de fistules stercorales persistantes dont la
guérison nécessitera pour le malade une nouvelle laparotomie, toujours pénible et grave. Nous discuterons
un peu plus longuement ce second argument.

Et d'abord, la recherche de l'appendice est-elle généralement si pénible qu'elle entraîne des manœuvres prolongées et dangereuses pour l'intégrité des adhérences ? Nous ne le croyons pas, et c'est ce que nous allons tout d'abord essayer d'établir.

Il est incontestable que la recherche de l'appendice est dans quelques cas très difficile : ceci se voit surtout lorsqu'on intervient assez longtemps après le début des accidents, ou lorsqu'il y a eu déjà des poussées antérieures non opérées. L'appendice est alors accolé aux adhérences, parfois même englobé presque complètement dans leur épaisseur, et sa découverte exige une exploration attentive de la cavité. On trouve même des observations où des chirurgiens croyant lier l'appendice ont lié toute autre chose, un cordon épiploïque par exemple. Lorsqu'on l'a découvert, on n'est pas encore forcément au bout de ses peines, et il faut compter avec les connexions anormales souvent très étroites que l'organe enflammé a contractées avec les organes voisins, et dont la destruction n'est pas toujours aussi simple qu'on pourrait le croire. Il existe dans la littérature médicale un certain nombre de cas classiques que l'on a coutume de citer comme épouvantails à ceux qui préconisent la résection systématique de l'appendice. Legueu rapporte un cas de Schwartz qui pendant une demi-heure s'efforce, sans résultats, de libérer l'appendice accolé à la fosse iliaque : il est obligé d'y renoncer. Gérard Marchant, au cours de recherches laborieuses déchire le cæcum et doit faire une suture de 3 centimètres.

Dans un cas du professeur Terrier, l'appendice se présentait comme un bride se dirigeant du cæcum à l'utérus qu'elle réunissait encore à une anse intestinale: en essayant le décollement une large brèche fut faite à l'intestin.

On voit par ces quelques exemples qu'il est inutile de multiplier combien l'appendicectomie peut être laborieuse. Mais ces cas sont-ils la règle ? Nous croyons, au contraire, qu'ils sont l'exception et nous nous appuyons, pour le dire, sur les faits observés par les chirurgiens qui recherchent l'appendice dans tous les cas, et qui réussissent presque toujours à l'enlever, sans que les suites opératoires présentées par leurs opérés soient moins simples, au contraire, que s'ils avaient réduit l'intervention à son minimum, à une simple incision d'abcès.

Ricard disait en 1899, à la Société de chirurgie: « La résection de l'appendice sera le but que le chirurgien se proposera d'atteindre. Dans **presque tous les cas** il y réussira, mais il existe néanmoins quelques cas, exceptionnels, je le reconnais, où ce serait une faute de s'obstiner dans ses recherches ».

Poirier lui aussi, en 1901, déclarait cette résection absolument indispensable : « Nous pénétrons, dit-il, par le bord externe du muscle droit, nous allons à la recherche de l'appendice, sans aucun souci d'épargner la grande cavité péritonéale ; nous cherchons aussi laborieusement et aussi loin qu'il le faut, l'appendice, nous le trouvons presque toujours et nous le réséquons en totalité. Une seule fois, seulement, nous avons dû renoncer à extraire un appendice qui descendait dans le petit bassin, au delà de la limite que pouvaient atteindre nos doigts ». Il allait même jusqu'à dire, en 1902,

pour bien montrer qu'il craignait peu de généraliser la
péritonite : « Les faits m'ont démontré que les craintes
d'infection du péritoine étaient vaines ; bientôt j'arri-
verai à l'ouvrir de propos délibéré, les doigts souillés
du pus des abcès péri-appendiculaires ».

Brun, dans la même séance, partageait cette opinion.
« Je n'ai, prétendait-il, jamais observé d'accidents, et
je n'ai jamais, en particulier, vu se produire l'inoculation du péritoine redoutée de plusieurs de nos collègues. »

M. Villar (de Bordeaux) craint, lui aussi, très peu la
péritonite généralisée, et s'exprime en ces termes : « Il
va de soi que je ne cherche pas, de parti pris, à faire
de grands délabrements. Ce qui différencie ma pratique
de celle de bon nombre de mes collègues, c'est que je
ne crains pas d'en faire lorsque cela est nécessaire, et
que je n'attache pas une grande importance à la destruction des adhérences, ni à l'ouverture de la cavité
péritonéale. Si je suis arrivé à cette conclusion, c'est
qu'il m'a été démontré, par les faits de ma pratique,
qu'on avait beaucoup exagéré les dangers d'inondation
du péritoine... Tout d'abord on peut protéger ce péritoine au moyen de compresses stérilisées : en supposant
même que le pus arrive à son contact, je ne crois pas
que ce soit un gros danger ; dans un grand nombre de
mes opérations, je pourrais dire dans la plupart, l'intestin grêle, libre au fond de la plaie, s'est trouvé plus
ou moins en contact avec le liquide pyo-gangréneux
de la fosse iliaque. Or, sans parler des malades guéris
malgré ce contact, je n'ai jamais pu lui attribuer mes
insuccès qui étaient généralement explicables par l'état

des malades au moment où j'étais appelé à les opérer ».

Nous avons vu plus haut l'opinion de Brun, qui ne
craint pas non plus de pousser ses recherches assez
loin, et qui ne s'arrête que lorsqu'il se rend compte
qu'il va déchirer les parois intestinales.

Mahar, dans sa thèse récente, insiste sur la facilité
d'autant plus grande qu'on a à trouver l'appendice que
l'on intervient plus tôt : et sur 8o cas d'intervention à
chaud, dûes à des auteurs différents, toujours, sauf
dans 2 cas, on a pu extraire l'appendice.

M. le professeur agrégé Villard (de Lyon) est lui
aussi un chaud partisan de cette résection systématique, et il exposait, en 1903, dans la thèse de son élève
Madranges, avec les résultats de sa pratique personnelle, les raisons de son opinion. Il estime, bien que
ceci puisse paraître paradoxal qu'il est moins dangereux d'enlever une appendice à chaud, en plein foyer
purulent, que d'intervenir à froid pour enlever cet or·
gane. Lorsqu'on opère à chaud, dit-il, on se trouve
dans une cavité péritonéale cloisonnée par des adhérences solides et, si l'on commet quelques fautes d'an-
tisepsie, elles sont sans conséquences dans cette cavité
close. Dans le cas d'intervention à froid, c'est en plein
péritoine sain, au milieu des anses intestinales flottan-
tes, qu'il faudra rechercher l'appendice, quelquefois
longuement à cause des anomalies fréquentes de position de l'organe, du fait des connexions qu'il a contractées. Si la ligature du moignon est mal faite, si l'on n'a
pas suffisamment enfoui ou cautérisé la muqueuse, c'est
la péritonite généralisée qu'on risque.

Cette première considération est donc déjà en faveur de l'intervention à chaud.

En second lieu, les objections que l'on a faites à cette manière de faire, relatives à la difficulté de trouver l'organe et aux dangers de déchirer les adhérences protectrices, ne doivent pas arrêter le chirurgien, car elles relèvent d'une technique défectueuse dans la recherche du vermis. L'idée qui doit guider les recherches, dit-il, est anatomo-pathologique ; l'appendice fait corps avec la paroi de l'abcès, et le contenu appendiculaire se déverse dans celui-ci. Il faut donc rechercher l'appendice en dedans des adhérences, et c'est le doigt plutôt que la vue qui le reconnaît sous forme d'un cordon induré, tuméfié, contrastant par sa consistance avec la mollesse relative des parois de l'abcès.

Le manuel opératoire qu'il recommande est le suivant. Après l'incision de l'abcès, la cavité en est évacuée et soigneusement asséchée au moyen de compresses de gaze, ceci pour éviter tout écoulement de liquide septique si l'on venait à déchirer involontairement des adhérences. Puis le doigt est introduit dans la cavité et explore avec précaution les différents points des parois : en l'un d'eux il percevra l'induration révélatrice de la présence de l'appendice. On se mettra alors en devoir de le décoller peu à peu par de petits mouvements prudents de sa gangue inflammatoire, de l'isoler, et enfin de l'attirer au dehors pour le réséquer. Dans quelques cas où l'organe est difficilement mobilisable, il sera préférable, dès que l'on aura pu attirer son extrémité au dehors, de recourir à la résec-

tion sous-séreuse, suivant le procédé de M. le profes
seur Poncet.

Toutes ces manœuvres de décortication se font donc
à l'intérieur de la cavité enkystée et, si elles ne sont
pas trop brutales, on a peu de chances d'intéresser le
péritoine sain qui est solidement protégé. D'ailleurs,
dans plusieurs cas, des déchirures d'adhérences furent
faites, et il n'en est jamais résulté aucun inconvénient.
M. Villard termine toujours son opération en tampon-
nant le foyer avec des mèches de gaze pour faciliter la
formation d'adhérences destinées à renforcer celles
déjà existantes, ou à en créer de nouvelles sur les
points où elles auraient pu être par trop affaiblies ou
même rompues.

Il conclut en disant : « Nous le voyons, sans être
vains, tous les accidents que l'on redoute dans la
recherche de l'appendice peuvent être facilement
évités, c'est pourquoi il faudra toujours la pratiquer ; si
on n'arrive pas à découvrir l'appendice, si réellement
les difficultés sont insurmontables si la prolongation
des recherches peut faire craindre des dégâts importants, on devra arrêter ces manœuvres. Mais l'abandon
de l'appendice doit être l'exception, et rares sont les cas
où l'intervention ne peut être complètement terminée.
C'est ainsi que, sur trente de nos observations, deux fois
seulement l'appendice n'a pu être réséqué, et encore,
dans ces deux cas, faut-il tenir compte des conditions
défavorables dans lesquelles eut lieu l'intervention. »

En somme, de ce long exposé de faits semble se
dégager cette conclusion : c'est que l'on a beaucoup
exagéré les dangers de généralisation péritonéale de

l'infection. Les mains d'un chirurgien prudent sauront toujours s'arrêter à temps lorsqu'elles seront sur le point de créer des lésions graves, comme la déchirure des parois du cæcum ou de l'intestin grêle, et nous croyons que, dans la très grosse majorité des cas, elles parviendront à faire une opération complète et à réséquer l'appendice.

Nous avons envisagé les arguments fournis par les partisans de l'incision simple : voyons maintenant quelles explications de leur conduite nous donnent les chirurgiens qui recherchent toujours l'appendice pour l'enlever.

Eux aussi se retranchent derrière des faits. Outre la possiblité des accidents éloignés que nous avous envisagés plus haut, la recherche de l'appendice est pour eux le temps capital de l'intervention car, comme le prétend à juste titre Reclus, elle seule permet de découvrir des collections appendiculaires cachées qui, sans cela, passeraient inaperçues. Nous avons vu également combien les suites opératoires immédiates pouvaient être pénibles lorsqu'on n'a pas enlevé l'appendice, soit du fait d'une infection localisée, soit dans quelques cas par suite d'une véritable septicémie appendiculaire qui ne cède pas tant que l'appendice reste dans l'abdomen. En recherchant cet organe, au contraire, on est obligé de faire une exploration plus attentive de la région, et on découvre de nouveaux foyers purulents qu'on n'avait pas soupçonnés : c'est l'avis de Peyrot qui ne craint pas de se livrer à des recherches laborieuses lorsqu'il ne trouve pas l'appendice de suite.

L'opinion de Sonnenburg est la même : « Quand il y a des abcès, dit-il, la recherche et l'ablation de l'appendice est d'autant plus nécessaire que très souvent derrière lui on trouve un second abcès qu'on n'aurait pu trouver d'une autre manière. »

Enfin, nous avons montré combien devait être réservé chez ces malades qui conservent leur appendice le pronostic éloigné : si leur plaie se ferme bien, sans même se fistuliser à nouveau plus tard, ils sont toujours à la merci d'une récidive qui pourra leur être fatale avant qu'on ait eu le temps d'intervenir.

Ce pronostic plutôt sombre en somme a été si bien compris par quelques-uns des chirurgiens qui se contentent d'inciser l'abcès, que plusieurs interviennent à nouveau lorsque la plaie est cicatrisée, pour enlever l'appendice à froid. Ce procédé nous paraît néanmoins peu recommandable : outre que le malade se sentant guéri ne se soumettra pas très volontiers à cette nouvelle intervention dont il ne saisira pas bien la nécessité, une laparotomie n'est pas en somme une opération dont on puisse toujours prévoir les suites, et qui doit être toujours considérée comme grave.

Il nous semble donc possible de conclure en terminant que la résection de l'appendice est le traitement de choix des abcès enkystés d'origine appendiculaire : elle seule met à l'abri des accidents éloignés (fistules, récidives); en outre, elle a généralement des suites opératoires beaucoup plus simples que l'incision, et les accidents infectieux, surtout lorsqu'ils revêtent le masque d'une septicémie, cèdent beaucoup plus rapidement après l'ablation du vermis.

Nous ne parlerons pas de la technique opératoire à suivre, qui est la même que pour la résection à froid : nous insistons seulement sur la nécessité de cautériser le moignon et de l'enfouir soigneusement par quelques points séro-séreux.

Envisageons maintenant d'une manière rapide le traitement que l'on peut instituer en présence des complications éloignées.

S'il s'agit d'une récidive, qu'une nouvelle poussée appendiculaire survienne avec ou non formation d'un abcès, on doit intervenir en suivant les règles que nous avons exposées, c'est-à-dire en réséquant l'appendice à chaud. S'il s'agit au contraire d'une fistule purulente persistante, les manœuvres opératoires nécessitées par l'ablation de l'appendice seront plus délicates ; nous allons en effet tomber dès l'incision de la paroi dans une masse de tissus indurés au milieu de laquelle il sera parfois très difficile de se reconnaître. C'est dans ces cas qu'il nous paraît utile de recourir au procédé opératoire décrit par M. le professeur Poncet, sous le nom d'appendicectomie sous-séreuse. Nous ne décrirons pas ici ce procédé qui a déjà fait l'objet de plusieurs travaux importants : nous nous contenterons seulement de signaler combien il peut, dans ces cas compliqués, résoudre élégamment de difficiles problèmes opératoires.

OBSERVATIONS

OBSERVATION VI (inédite).
(Due à l'obligeance de M. le Dr Delore.)

*Psoïte droite d'origine appendiculaire. — Simple incision.
Fistule persistante.*

Femme âgée de quarante ans. Envoyée dans le service de
M. le professeur Poncet par M. le Dr Orcel, de Lyon.
Entre le 27 décembre 1901.

A commencé à souffrir il y a environ un mois dans la fosse
iliaque droite : en même temps, vomissements et température oscillant entre 38°8 et 39°5.

A l'entrée, on constate la présence d'un large plastron
induré dans la fosse iliaque droite. La cuisse est fléchie sur
le bassin et un peu en abduction : la malade déclare avoir
des irradiations douloureuses dans le membre inférieur
depuis environ vingt jours. Rien au toucher vaginal et
rectal.

28 décembre. — Incision iliaque un peu haute. Décollement du péritoine. Au-dessous de l'appendice entouré de
péritonite plastique on trouve une vaste collection dans
laquelle baignent les nerfs du plexus lombaire et au fond de
laquelle on sent l'os coxal. Pas de résection de l'appendice. Drainage.

Suites opératoires simples : la malade part chez elle le

10 mars conservant encore un point fistuleux au niveau de sa cicatrice.

Revue en décembre 1902, elle conserve toujours sa fistule par où s'écoule continuellement un peu de pus.

OBSERVATION VII (inédite).

(Due à l'obligeance de M. le Dr Delore.)

Appendicite suppurée. — Simple incision.
Fistule persistante.

Jeune fille de vingt-trois ans très grasse. Entre le 29 juillet 1903 dans le service de M. le professeur Poncet.

Bonne santé habituelle.

Il y a dix jours, a commencé à ressentir des douleurs dans la fosse iliaque droite; en même temps vomissements et fièvre (38°8).

A l'entrée, on trouve un gros plastron dans la fosse iliaque droite avec un prolongement lombaire.

3o juillet. — Incision iliaque oblique. On ouvre un abcès horriblement fétide remontant jusque dans la région lombaire. En raison du degré d'obésité du sujet, pour ne pas trop agrandir l'incision, on ne recherche pas l'appendice et on termine en plaçant deux gros drains dans la plaie.

Suites opératoires simples. Sort guérie le 3i août.

Revue en avril 1904. La malade porte une petite fistule purulente; elle refuse la résection secondaire de l'appendice qu'on lui propose.

OBSERVATION VIII (inédite).

(Due à l'obligeance de M. le Dr Delore.)

Appendicite suppurée. — Simple incision. — Fistule puru-

lente. — Résection secondaire de l'appendice. — Guérison.

Fillette de quatre ans. Commence à souffrir du ventre à la fin de juillet 1903 : a au début quelques vomissements. Le 12 août la température oscille entre 38 et 39 degrés : l'état général est bon, mais il y a un gros plastron iliaque. La petite malade est opérée à ce moment par un chirurgien qui pratique une incision par laquelle s'écoule un grand verre de pus. Drainage. Suites opératoires simples. Le 2 septembre la guérison est complète, sauf une petite fistule qui persiste.

25 décembre. — La fistule est le siège d'une petite hémorragie; l'enfant a un peu de fièvre, entre 38°5 et 39 degrés ; le pourtour de la fistule est un peu induré.

M. Delore intervient et réséque l'appendice qui est trouvé en position rétro-cæcale : il est gros, tuméfié et contient un calcul stercoral. Tout autour de lui, en arrière du cæcum, il y avait des adhérences nombreuses et de petits clapiers remplis de fongosités.

Suites opératoires très simples : guérison en dix-huit jours. Revu en avril et septembre 1904. Se porte bien, mais à une très légère éventration.

OBSERVATION IX (résumée).

(Brun, in *Presse médicale*, 1896.)

Appendicite. — Pas de résection. — Fistule.

L... Victor, sept ans. Opéré le 19 décembre 1895. On vide une grosse collection purulente de la fosse iliaque, mais on ne recherche pas l'appendice.

Sort guéri le 2 février 1896, mais ayant encore une petite fistulette qui laissait suinter quelques gouttes de pus. Cette fistule s'ouvrait à la partie supérieure de l'incision. Insignifiante en apparence, elle ne se referma pas. A certains moments, il y eut semblant de cicatrisation, mais bientôt un petit abcès se formait et la fistule se rouvrait.

L'exploration au stylet permettait de pénétrer jusqu'à 4 centimètres environ de profondeur.

8 juillet 1896. — Incision sur une sonde cannelée introduite dans le trajet. On aperçoit au fond de la plaie un cordon blanchâtre dirigé longitudinalement. Après avoir agrandi l'incision en haut et en bas on arrive péniblement à isoler l'appendice, extrêmement adhérent, pour ainsi dire inclus dans la paroi.

Arrivé sur l'extrémité cæcale, on place un catgut et on enlève l'appendice qui se dirigeait en bas. Après curettage du bout central lié, on oblitère la lumière par quelques points de suture au catgut fin. Le bout terminal de l'appendice est renflé et contient un calcul.

Guérison rapide.

OBSERVATION X
(*In* thèse de Kouindjy, Paris, 1897.)

Appendicectomie secondaire. — Fistule d'une durée de un an consécutive à l'intervention à chaud.

B..., vingt et un ans. Fut pris de douleur intense dans la fosse iliaque droite, avec ballonnement du ventre, vomissements alimentaires, douleur forte au point de Mac Burney. Fièvre violente, allant jusqu'à 40 degrés, sans tumeur iliaque. En 1896, subit la première opération faite d'urgence : l'état du malade est très alarmant. Après l'ouverture de la fosse iliaque, on trouve un foyer rétro-cæcal contenant une petite quantité de pus infect. On aborde ce foyer prudemment, en garnissant le péritoine de compresses. L'état du malade ne permit pas de longues recherches, et, pour ne pas affecter la séreuse abdominale, on renonça à réséquer l'appendice. Tamponnement et drainage.

La plaie est restée fistuleuse; malgré cela, la santé du malade s'améliore depuis l'intervention précédente. La fistule ne tarissant pas, grâce à la présence dans la fosse iliaque de l'appendice pathologique, ou à la présence d'un corps étranger quelconque, on se décide à débarrasser le malade de cet inconvénient.

1er avril 1897. — M. Richelot intervient avec l'assistance de M. Reclus.

Appendicectomie. — On fait la nouvelle incision à la place de l'ancienne. On découvre le cæcum adhérent. Les adhérences qui protègent le péritoine exigent une dissection attentive et délicate. Après un certain temps, on arrive à découvrir l'appendice accolé au cæcum, coudé et ulcéré à sa partie moyenne. Après avoir libéré cet organe, on en fait la résection en ayant soin de lier avec un catgut fin les adhérences dans les points infectés par le foyer. Drainage.

Un suintement post-opératoire a inquiété un peu au début, mais, plus tard, la guérison progressive ne se fit pas attendre et le malade a quitté l'hôpital complètement guéri.

OBSERVATION XI (résumée.)

(Pauchet, *in* thèse de Béra. Paris 1900).

Abcès rétro-cæcal traité, au neuvième jour, par incision simple. — Fistule opérée dix mois plus tard. — Guérison définitive.

Jeune fille de dix-neuf ans. Depuis huit jours, violentes douleurs abdominales. Température 39°2. Masse comme le poing dans la fosse iliaque droite, simulant presque un gros rein.

Incision simple. Un grand verre de pus est évacué. La plaie se ferme au bout d'un mois, sauf en un point qui continue à donner un peu de pus.

Pendant dix mois la malade conserve sa fistule. Au bout de ce temps, le Dr Pauchet réintervient. Incision de Jalaguier, sans s'occuper de la fistule. L'appendice est découvert, bourré de calculs et perforé. Résection. Coup de curette sur le trajet. Drainage. La plaie est guérie complètement dix-sept jours après. La malade a été revue depuis, en excellente santé.

Observation XII

(Villard, *in* thèse de Poncin. Lyon, 1901.)

Appendicite aiguë. — Insision simple. — Fistule. Aprendicite secondaire. — Guérison.

Jules G..., dix-sept ans. Rien a noter dans ses antécédents héréditaires, ni personnels. L'affection actuelle a débuté par de violentes coliques, des vomissements, du ballonnement du ventre et de la constipation, il y a trois mois. Un traitement médical calma les symptômes douloureux : cependant, quinze jours après, un médecin constata une tuméfaction apparente à la vue et au palper, au niveau du point de Mac Burney ; une ponction au bistouri amena une grande quantité de pus fétide.

Une fistule intarissable ayant persisté, le malade fut de nouveau incisé, il y a trois semaines, un peu plus largement, tout près de la ligne médiane, sur un point légèrement inférieur à la première intervention ; la poche d'abcès vidée momentanément, se distendit à nouveau, malgré un suintement considérable par les orifices pratiqués.

Il est à noter que, depuis la première intervention, l'état général est relativement satisfaisant ; le malade allait et venait, mangeait avec appétit et ne présentait aucun trouble intestinal.

A son entrée à l'Hôtel-Dieu, à cause du trajet très oblique des fistules qui menait directement sur le pubis, on pensa à une ostéite de cette région.

Opération. — Le 21 juin 1901, par M. Villard. Incision de la paroi abdominale en suivant le trajet de la fistule la plus interne, trajet qui conduit vers l'épine du pubis : on trouve en ce point une logette rétro-pubienne remplie de fongosités inflammatoires simples, sans qu'en aucun point le tissu osseux soit altéré. On reconnaît alors que le trajet perfore les insertions inférieures du droit de l'abdomen, et poursuit un trajet récurrent le long de la face postérieure de ce muscle. On débride ce trajet, et il est facile de reconnaître qu'il conduit dans le tissu cellulaire sous-péritonéal, qui est légèrement enflammé : on ouvre alors le péritoine en soupçonnant des lésions appendiculaires et on reconnaît de suite qu'une anse d'intestin grêle est fixée dans la profondeur, par une adhérence solide; celle ci est libérée, non sans difficultés. On se rend compte alors qu'elle était en contact avec l'extrémité de l'appendice : celui-ci, dont on n'aperçoit que la pointe, plonge dans l'abdomen au milieu d'adhérences solides. L'appendicectomie qui s'impose, difficile à réaliser en raison de l'incision abdominale pratiquée, nécessitait, pour être menée à bien, un débridement beaucoup plus large de la paroi abdominale. On essaye alors la décortication sous-séreuse. L'extrémité de l'appendice est saisie et fixée avec une pince à pression : une incision circulaire, n'intéressant que le revêtement séreux, est faite autour de l'organe, au voisinage de sa pointe, et en combinant des tractions avec le refoulement de la collerette séreuse, au moyen de la pointe des ciseaux, on arrive aisément à sortir de la gaine séreuse, considérablement épaissie, la totalité de l'organe. Il mesurait 17 centimètres, et ne présentait pas de perforation.

OBSERVATION XIII (résumée).

(In thèse de Kouindjy.)

Fistule persistante consécutive à l'incision simple d'une

collection appendiculaire. — Résection secondaire de l'appendice. Guérison.

P..., Elie, trente-neuf ans. Entre à Tenon le 31 septembre 1896, pour une appendicite. Le 2 octobre, M. Demoulin incise une collection contenant un verre de pus bien lié L'appendice ne se présente pas et n'est pas recherché.

Suites opératoires simples. Le malade quitte l'hôpital sept semaines après, conservant une petite fistulette.

En août 1897, il revient pour sa fistule dont le trajet n'est pas cicatrisé, malgré des injections de liquides antiseptiques et l'introduction de crayons d'iodoforme.

Après une inutile tentative de dilatation et de cautérisation du trajet, M. Demoulin intervient à nouveau.

Il trouve un appendice long de 6 centimètres, à parois très épaissies, avec une perforation à son extrémité. On le résèque.

Pas de drainage. Suites opératoires simples.

OBSERVATION XIV (résumée).

(Pauchet, *in* thèse de Béra.)

Abcès rétro-cæcal. — Incision simple.
Récidive un an après.

M..., R., vingt-quatre ans, opéré il y a un an, à Toulouse, par un confrère de la marine. Abcès ouvert et drainé. Guérison en un mois.

En juin 1899, est pris d'un accès appendiculaire avec phénomènes graves. Le 15 juin, incision large : on trouve une masse énorme formée par l'épiploon, le cæcum et l'appendice intimement adhérents.

L'appendice est découvert : il est coupé en deux et chaque segment est fermé à ses extrémités. On le résèque. Suites simples,

La guérison s'est maintenue parfaite en janvier 1900.

OBSERVATION XV (résumée).
(Hartmann, in *Bull. de la Soc. de Chir.*, 1897.)

A..., F., seize ans, entre à Bichat le 11 avril 1897, dans le service de M. Terrier. Ce malade a déjà fait un premier séjour dans le service, en janvier, pour un abcès appendiculaire rapidement guéri à la suite d'une incision iliaque. Depuis sa sortie de l'hôpital, le malade éprouvait quelques coliques de temps à autre. Repris de douleurs violentes le 8 avril, il entre le 11, est opéré le 16. Résection de l'appendice. Guérison.

OBSERVATION XVI (résumée).
(Gérard Marchant. in *Semaine Médicale*, 1897.)

Première opération en 1887 : en 1891, nouveaux accidents qui avaient fait penser à une ostéite lombaire, et quinze jours après la consultation, dont ce diagnostic avait été le résultat, on incisait un abcès lombaire. En 1892, nouveaux phénomènes douloureux; en 1894, on conclut à une lésion de la colonne vertébrale. Huit jours plus tard, une légère tuméfaction lombaire se produisit : la fièvre s'alluma et on conclut à une pérityphlite. Incision et évacuation d'une énorme quantité de pus, remplissant une cavité au plafond de laquelle on trouva l'appendice qui fut réséqué. Cette collection communiquait par une petite ouverture avec la poche lombaire qui fut également évacuée. Guérison.

CONCLUSIONS

J. L'incision simple des foyers de péritonite enkystée d'origine appendiculaire doit être considérée comme
une méthode therapeutique insuffisante ; si dans quelques cas elle fait cesser les accidents infectieux, elle
est très souvent impuissante à en arrêter la marche
parce qu'elle méconnaît l'existence d'autres foyers dont
rien ne révèle la présence.

II. Elle expose le malade à conserver au niveau de
sa plaie opératoire une fistule purulente tenace qui
sera très souvent rebelle à tous les traitements et qui
ne guérira que par la résection secondaire de l'appendice.

En outre, on observe très fréquemment après elle des
récidives comportant un pronostic généralement très
grave.

D'après nos recherches, il semble que ces accidents
s'observent dans une proportion de 3o pour 1oo environ.

Tous ces accidents sont dus à ce que l'appendice
laissé en place n'est presque jamais détruit par la suppuration.

III. Les dangers et les difficultés de la recherche et la résection de l'appendice à chaud ont été beaucoup exagérés et ne sont en tout cas pas suffisants pour condamner cette pratique.

IV. Le traitement de choix des collections appendiculaires suppurées consistera donc dans la résection de l'appendice. On devra systématiquement la tenter. Le doigt explorant prudemment la cavité de l'abcès, préalablement asséchée, sera le meilleur guide.

Cette résection sera presque toujours possible : d'après nos recherches, elle l'est dans neuf cas sur dix.

V. En présence d'une fistule purulente d'origine appendiculaire, le seul traitement rationnel est la résection du vermis. On se trouvera bien dans de très nombreux cas d'avoir recours à l'appendicectomie sous-séreuse suivant la méthode de M. le professeur Poncet.

BIBLIOGRAPHIE

Bazy, Bull. et Mém. de la Soc. de chir., 1899.

Béra, th. de Paris, 1899-1900.

Berger, Bull. et Mém. de la Soc. de chir., 1890 et 1899.

Bouquerel, th. de Paris, 1903-1904.

Broca, De l'Appendicite.

Brun, Presse méd., 1896.

— Bull. et Mém. de la Soc. de chir., 1898.

Challiol, th. de Lyon, 1894.

Chapon, th. de Paris, 1901-1902.

Cochot, th. de Paris, 1898-1899.

Coittier, th. de Paris, 1899.

Croizat, th. de Lyon, 1893.

Cullianu, th. de Paris, 1897.

Delbet, Congrès français de chir., 1901.

Demoulin, Congrès français de chir., 1898.

Dieulafoy, Traité de path. int.

— Bull. et Mém. de la Soc. de chir., 1900.

Emerson-Brewner, Ann. of surgery, 1898.

Gerard-Marchant, Sem. méd., 1895.

Gilis, Bull. et Mém. de la Soc. de chir., 1898.

Gordon (Mlle), th. de Paris, 1896-1897.

Goursolas, th. de Lyon, 1903-1904.

Guinard, Bull. et Mém. de la Soc, de chir., 1902.

Hartmann et Muguet, Bull. et Mém. de la Soc. de chir., 1897.

Hotchkis, Ann. of surgery, 1896.

Kirmisson, Bull. et Mém. de la Soc. de chir., 1902.

Kouindjy, th. de Paris, 1897.

Laizé, th. de Paris, 1898.

Lavabre, th. de Lyon, 1897.

Lecorney, th. de Paris, 1899.

Le Dendu, Acad. de méd., 1896.

Lejars, Traité de chirurgie d'urgence.

Legueu, Traitement de l'appendicite (Œuvre méd. chir.. n° 18).

Levesque, th. de Paris, 1903 1904.

Letulle, Soc. anat. de Paris, 1897.

Loison, Rev. de chir., 1895.

— Bull. et Mém. de la Soc. de chir., 1901.

Madranges, th. de Lyon, 1903.

Mahar, th. de Paris, 1903.

Marion, Gaz. des hôp., 1900.

Matterstock, Genhardts Handbuch der Kinderkrankeiten, 1880.

Monod, Bull. et Mém. de la Soc. de chir., 1895 et 1901.

Monod et Vanverts, Traité de technique opératoire

Ollivier, th. de Lyon, 1897-1898.

Pauchet, Revue intern. de méd. et de chir., 1899.

Peyrot, Bull. et Mém. de la Soc. de chir., 1899.

Phocas, th. de Paris, 1898.

Poirier, Bull. et Mém. de la Soc. de chir., 1898, 1901, 1902.

Poncin, th. de Lyon, 1901.

Reclus, Bull. et Mém. de la Soc. de chir., 1895, 1899, 1902.

— Leçons de clin. chirurg., 1898.

Rehm, Centralblatt, für Chir., 1901.

Reynier, Bull. et Mém. de la Soc. de chir., 1899.

Routier, Bull. et Mém. de la Soc. de chir., 1894-1899.

Roux (de Lausanne), Congrès français de chir., 1895.

— Revue méd. de la Suisse romande, 1892.

Schwartz, Bull. et Mém. de la Soc. de chir., 1893-1894.

Skene (A.), New-York med. Journ., 1898.

Sonnenburg, Congrès de chir., Berlin, 1896.

— Bull. et Mém. de la Soc. de chir., 1899.

Témoin, Arch. prov. de chir., 1901.

Terrier, Rev. de chir., 1900.

Tuffier, Bull. et Mém. de la Soc. de chir., 1893 et 1899.
Velten, th. de Lyon, 1895.
Vladoff, th. de Lyon, 1898.
Vignard, th. de Lyon, 1899.
— Revue de chir., 1901.
Villar, Journ. de méd. de Bordeaux, 1892.
— Bull. et Mém. de la Soc. de chir., 1902
Villaret, th. de Lyon, 1898
Von Mayer (Mlle), th. de Lausanne, 1897.
Weinberg, th. de Paris, 1898.
Weiss et Février, Rev. de chir., 1898.
White, Med. M. Mag. Philad., t. VIII.
Ymbert, th. de Paris, 1899.

Lyon. — Imprimerie A. Rey, 4, rue Gentil. — 38124